Skalpell & Stift

Das Notizbuch für OTA, OP-Profis, OP-Assistenten und Medizinstudenten in der Kitteltasche

Ein Projekt von

Alfred Herler (Hrsg.)

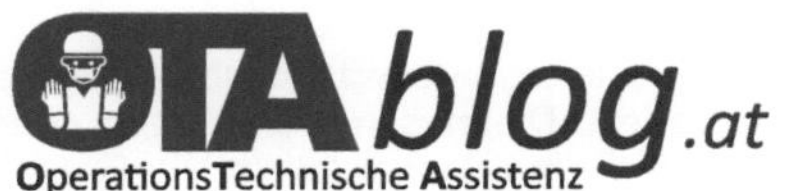

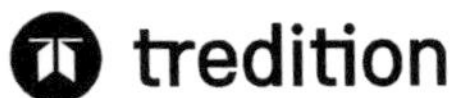

© 2024 Alfred Herler

Website: https://www.ota-blog.at

Coverdesign von: Alfred Herler

Satz & Layout von: Alfred Herler

Herausgegeben von: Alfred Herler

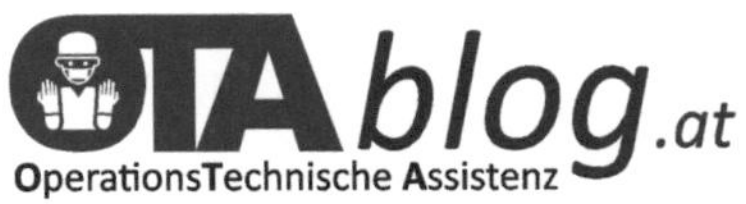

Verlagslabel: OTA-Blog.at, www.ota-blog.at

Druck und Distribution im Auftrag des Autors:

tredition GmbH, Heinz-Beusen-Stieg 5, 22926 Ahrensburg, Germany

Ich freue mich über Dein Feedback und Deine Anregungen zu diesem Notizbuch an notizbuch@ota-blog.at

ISBN   978-3-384-19358-2 (Schwarz/Weiss Druck)

ISBN   978-3-384-19923-2 (Farbdruck)

Wichtiger Hinweis für die/den Benutzer:In

Dieses Notizbuch soll dich in deinem Alltag als OTA, OP-Pflegekraft, OP-Assistent oder Medizinstudent begleiten und unterstützen. Ich muss mich bei der Erstellung der in diesem Notizbuch zur Verfügung gestellten fachbezogenen Informationen auf Inhalte aus Fachliteratur und meiner persönlichen Erfahrung verlassen. Sie erheben jedoch keinen Anspruch auf Richtigkeit sowie Vollständigkeit und sind daher ohne Gewähr. Insbesondere sind sie in keiner Weise ein Ersatz für professionelle Diagnosen, Beratungen oder Behandlungen durch approbierte ÄrztInnen & dürfen deshalb nicht als Grundlage für eigenständige Diagnosen sowie Behandlungen oder Änderungen an einer bereits empfohlenen Behandlung oder hausinterner Standards herangezogen werden.

Für Copyright in Bezug auf das verwendete Bildmaterial siehe Abbildungsverzeichnis.

Um den Textfluss nicht zu stören, wurde für die Texte in diesem Notizbuch die grammatikalisch maskuline Form gewählt. Selbstverständlich sind in diesen Fällen auch immer alle Geschlechter gemeint.

Ich freue mich auch über Deinen Besuch unter **www.ota-blog.at**

DANKSAGUNG

Liebe Sabrina und Chiara-Marleen,

Wenn ich heute auf die Reise der letzten Jahre zurückblicke, während denen ich mich der teils sehr anspruchsvollen OTA-Ausbildung und der Entwicklung meines Projekts OTA-Blog.at gewidmet habe, erkenne ich, wie zentral eure Rolle in diesem Abenteuer war und noch immer ist. Dieser Weg war alles andere als einfach, geprägt von langen Stunden der Anstrengung und der Abwesenheit, die euch zweifellos am meisten betroffen hat. Trotz dieser Herausforderungen wart ihr stets meine Fels in der Brandung, die Quelle der Ruhe und des Rückhalts, die ich so dringend benötigte.

Sabrina, als meine liebevolle Ehepartnerin, hast du nicht nur die Stille meines Lern- bzw. Arbeitszimmers respektiert, sondern auch dafür gesorgt, dass unser Heim ein Ort der Liebe und der Zuflucht bleibt. In Momenten des Zweifels und der Erschöpfung warst du die Stimme, die mich ermutigte weiterzumachen und mir versicherte, dass meine Träume erreichbar sind. Sabrina, du warst und bist die Stimme, die mich ermutigte weiterzumachen und mir stets versichert, dass meine Träume erreichbar sind.

Chiara-Marleen, meine strahlende Tochter, dein Lächeln war oft das Licht, das meine dunkelsten Tage erhellt hat. Mit jeder deiner Umarmungen hast du mir die Kraft gegeben, die ich brauchte, um nicht aufzugeben. Obwohl Du erst 7 Jahre jung bist, hast Du mich mit Deiner Neugier und Begeisterung für die Medizin, die Anatomie und mein Projekt OTA-Blog.at zusätzlich motiviert, mein Bestes zu geben, um dir ein Beispiel für Durchhaltevermögen, Hingabe und Leidenschaft zu sein.

Es ist mir ein Privileg, euch beide an meiner Seite zu wissen. Ohne eure Unterstützung, eure Liebe und euer Verständnis wäre ich nicht der Mensch, der ich heute bin. Diese Danksagung ist mehr als nur Worte; sie ist ein Zeichen meiner tiefsten Wertschätzung für alles, was ihr für mich getan habt.

Ich liebe euch von ganzem Herzen.

Euer Alfred und Papa

ANSPRECHPARTNER

OP- / FACHBEREICHSLEITUNG

Vorname: . . . .

Nachnam . . . .

TelNr.: . . . .

PRAXISANLEITUNG

Vorname: . . . .

Nachnam . . . .

TelNr.: . . . .

SONSTIGE

Vorname: . . . .

Nachnam . . . .

OP- / FACHBEREICHSLEITUNG

Vorname: . . . .

Nachnam . . . .

TelNr.: . . . .

PRAXISANLEITUNG

Vorname: . . . .

Nachnam . . . .

TelNr.: . . . .

SONSTIGE

Vorname: . . . .

Nachnam . . . .

OP- / FACHBEREICHSLEITUNG

Vorname: . . . .

Nachnam . . . .

TelNr.: . . . .

PRAXISANLEITUNG

Vorname: . . . .

Nachnam . . . .

TelNr.: . . . .

SONSTIGE

Vorname: . . . .

Nachnam . . . .

OP- / FACHBEREICHSLEITUNG

Vorname: ....

Nachnam ....

TelNr.: ....

PRAXISANLEITUNG

Vorname: ....

Nachnam ....

TelNr.: ....

SONSTIGE

Vorname: ....

Nachnam ....

Zweck des Notizbuches und wie du es am besten nutzt

Willkommen zu deinem unverzichtbaren Begleiter im operativen Alltag – dem speziell für OTA, OP-Pflegekräfte, OP-Assistenten und Studenten konzipierten Notizbuch „Skalpell & Stift". Dieses Notizbuch wurde mit dem Ziel entwickelt, dir ein praktisches und umfassendes Werkzeug an die Hand zu geben, das nicht nur als Gedächtnisstütze und Organisationshilfe dient, sondern auch als wertvolles Nachschlagewerk in der dynamischen und anspruchsvollen Umgebung des Operationssaals.

Der Zweck dieses Notizbuches erstreckt sich über mehrere Dimensionen. Es soll dir helfen, wichtige Informationen schnell zu erfassen, zu organisieren und wiederzufinden – von anatomischen Grundlagen und spezifischen Operationsverfahren bis hin zu Details über benötigte Instrumente, Patientenlagerungen und Notfallprozeduren. Darüber hinaus bietet es strukturierte Seiten für persönliche Notizen, Beobachtungen und Reflexionen, die im Laufe deiner Tätigkeit von unschätzbarem Wert sein können.

Um das volle Potenzial dieses Notizbuches auszuschöpfen, empfehle ich dir folgende Nutzungshinweise:

- **Aktiv nutzen:** Führe das Notizbuch stets bei dir und mache es zu einem festen Bestandteil deiner täglichen Routine im OP. Nutze jede freie Minute, um Informationen zu ergänzen oder zu überprüfen.

- **Persönlich anpassen:** Obwohl dieses Notizbuch bereits eine strukturierte Grundlage bietet, ermutige ich dich, es nach deinen persönlichen Bedürfnissen und Vorlieben zu individualisieren. Ergänze eigene Abschnitte, verwende farbige Marker zur Hervorhebung oder füge Tabs für einen schnelleren Zugriff hinzu.

- **Regelmäßig überprüfen und aktualisieren:** Medizinische Standards und Verfahren entwickeln sich ständig weiter. Nutze aktuelle Informationen und persönliche Erfahrungen, um dein Notizbuch regelmäßig zu aktualisieren und zu erweitern.

- **Zum Lernen und Lehren verwenden:** Dieses Notizbuch kann auch als Lehrmittel dienen. Teile dein Wissen und deine Erkenntnisse mit Kollegen und Studierenden, um gemeinsam zu wachsen und die Patientenversorgung kontinuierlich zu verbessern.

Indem du dieses Notizbuch zu einem integralen Bestandteil deines beruflichen Lebens machst, stärkst du nicht nur deine eigene Kompetenz und Effizienz, sondern trägst auch zu einer sichereren und qualitativ hochwertigeren Patientenversorgung bei. Ich wünsche dir viel Erfolg und Zufriedenheit bei der Nutzung dieses Notizbuches.

Alfred von www.ota-blog.at

®/™	registrierter Handelsname
3-D	dreidimensional
A (a.)	Arterie(n)
a.p.	anterior-posterior
abdom.	abdominal(is)
ACL	vorderes Kreuzband
ACT	autologe Knorpelzelltransplantation
ACVB	aortokoronarer Venen-Bypass
AEMP	Aufbereitungseinheit für Medizinprodukte
Amp.	Ampulle
AN	Anästhesie
anat.	anatomisch
antibiot.	antibiotisch
AP	Anus praeter naturalis
AS	Augensalbe
ASD	Atrium-Septum-Defekt
AT	Adenotomie
atraumat.	atraumatisch
AVK	Arterielle Verschlusskrankheit
B II/I	Billroth II/I
BD	Bereitschaftsdienst
bds.	beidseits/beidseitig
BGA	Blutgasanalyse
BH	Bindehaut
BtMG	Betäubungsmittelgesetz
BV	Bildverstärker
BWK	Brustwirbelkörper
BWS	Brustwirbelsäule
Ca	Karzinom
Ch	Charrière
chir.	chirurgisch
chron.	chronisch
CIN	zervikale intrapethiliale Neoplasie
CJK (vCJK)	(von) Creuzfeld-Jakob-Krankheit
CO2	Kohlendioxid
CMR-Stoffe	karzinogene, mutagene, und reproduktionstoxische Stoffe
CT	Computertomogramm / Computertomografie
CUSA	Cavitron Ultrasonic Surgical Aspirator
D.	Ductus
DALK	vordere lamelläre Kreatoplastik
DCIS	intraduktales Carcinoma In situ
DCP	dynamische Kompressionsplatte
desinf.	desinfizierend
DHS	dynamische Hüftschraube
dist.	distal
DK	Dauerkatheter
DSAEK	Descement Stripping Automated Endothelial Keratoplasty
ECCE	extrakapsuläre Kataraktextraktion
EDTA	Ethylendiamintetraessigsäure
EEG	Elektroenzephalografie
eins.	einseitig
EK	Erythrozytenkonzentrat
EKG	Elektrokardiogramm
EKZ	extrakorporale Zirkulation
EMG	Elektromyogramm
EN	Europäische Norm
EO	Ethylenoxid
ESBL	Extended Spectrum Beta-Lactamasen
ESIN	elastisch-stabile Intramedulläre Nagelung

ESWL	extrakorporale Stoßwellen-lithotripsie		**IE**	Internationale Einheit
ET	Eurotransplant International Foundation		**IHA**	irreversibler Hirnfunktions-ausfall
EWZ	Einwirkzeit		**inf.**	inferior
ext.	externus		**intraop.**	intraoperativ
FA/FO	Formaldehyd		**IOD**	intraokularer Druck
FFP	Fresh Frozen Plasma (Gefrierplasma)		**IOL**	Intraokularlinse
FK 1/2	Fachkundelehrgang Sterilgutversorgung		**IPP**	erworbene Penisdeviation
FNI	fokale noduläre Hyperplasie		**ITN**	Intubationsnarkose
GRE	glykopeptidresistente Enterokokken		**IVS**	Intravaginal Sling Plasty
gyn.	gynäkologisch		**Kat.**	Katarakt
HBS	Herbert-Schrauben		**K-Draht**	Kirschner-Draht
HBV	Hepatitis-B-Viren		**KG**	Körpergewicht
HCV	Hepatitis-C-Viren		**KHK**	koronare Herzkrankheit
HF	Herzfrequenz, Hoch-Frequenz-Chirurgie-Gerät		**KM**	Kontrastmittel
HH	Hornhaut		**KRINKO**	Kommission für Kranken-haushygiene und Infektionsprävention am Robert-Koch-Institut
HIV	Humman Immuno-deficiency Virus		**KTP**	Knie-Total-Prothese
HLM	Herz-Lungen-Maschine		**KTS**	Karpaltunnelsyndrom
HNO	Hals-Nasen-Ohren Chirurgie		**LA**	Lokalanästhesie, -anästhetikum
HOLEP	Holmium-Laser-Enukleation der Prostata		**LASH**	laparoskopisch assistierte Suprazervikale Hysterektomie
HSW	Halswirbelsäule		**LASIK**	laserassistierte Insitu- (Intrastromale-) Keratomileusis
HWK	Halswirbelkörper		**lat.**	lateral
HZV	Herzzeitvolumen		**LAVH**	laparoskopisch assistierte vaginale Hysterektomie
i.v.	intravenös		**LC-DC -Platte**	Limited-Contact-Dynamic-Compression Platte
IARC	Internationale Agentur für Krebsforschung		**LCIS**	lobuläres Carcinoma in situ
ICCE	intrakapsuläre Katarakt-extraktion		**LCP**	Locking Compression Platte
ICG	Indocyanidgrün		**Lig.**	Ligamentum
ICR	Interkostalraum			

LIMA	li. A. mammaria
LK	Lymphknoten
Lsg.	Lösung
LWK	Lendwirbelkörper
LWS	Lendwirbelsäule
M (m).	Muskulus (-i)
M.	Morbus
MAGPI	Meatoglanduloplastik
MCL	Medioclavicularlinie
med.	medizinisch
MIC	minimalinvasive Chirurgie
MIDCAP	minimalinvasiver direkter Koronararterien-Bypass
mmHG	Millimeter Quecksilbersäule
MNS	Mund-Nasen-Schutz
MP	Medizinprodukt
MPG	Medizinproduktegesetz
MRGN	multiresistente gramm-negative Bakterien
MRSA	methicillinresistenter Staphylococcus aureus
MRT	Magnetresonanztomo-grafie
N (n).	Nervus (-i)
NaCl	Natriumchlorid
NE	Neutralelektrode
NEC	Enterocolitis necroticans
NH	Netzhaut
nichtresorb.	nichtresorbierend
NiFi	Nierenfistelkatheter-Anlage, percutane Nephrostomie
NMR	Kernspintomografie
NSV	Nadelstichverletzung
O2	Sauerstoff
OA	Oberarm
OCS	Organ Care System
OP	Operation, Operationssaal
OPCAB	Koronararterienbypass Ohne HLM
ORSA	oxacillinresiszenter Staphylococcus aureus
OTA	Operationstechnischer Assistent
OTA-G	Operationstechnische Assaistenten Gesetz
OTA-AV	Operationstechnische Assistenten Ausbildungs-Verordnung
p.a.	posterior-anterior
PA	Praxisanleiter
PCN(L)	perkutane Nephro-lithomie, Stein-zertrümmerung
PDA	Periduralanästhesie
PDK	Periduralkatheter
PDL	Pflegedienstleitung
PE	Probenentnahme
PEEP	Positive End Exspiratory Pressure
PEG	perkutane endoskopisch geführte Gastrostomie
periop.	perioperativ
PFN	perkutane Nephrostomie
PFNA	proximaler Femurnagel
physiolog.	physiologisch
postop.	postoperativ
PpV	Pars-plana-Vitrektomie
präop.	präoperativ
PRK	fotorefraktive Keratektomie
prox.	proximal
PSA	persönliche Schutz-ausrüstung
PT(C)A	percutzane transluminale (koronare) Angioplastie
PTFE	Polytetrafluorethylen

PTK	fototherapeutische Keratektomie
PVR	proliferative Vireoretinopathie
QF	Querfinger
QM	Qualitätsmanagement
QS	Qualitätssicherung
RDG	Reinigungs- und Desinfektionsgerät
RDG-E	Reinigungs- und Desinfektionsgerät f. Endoskope
resorb.	Resorbierbar/resorbierend
RKI	Robert-Koch-Institut
RLT	Raumlufttechnik
Rö	Röntgen
RPG	retrograde Ureteropyelografie
RR	Blutdruck (nach Riva Rocci)
s.c.	subcutan
SFK	suprapubischer Fistelkatheter
SHF	Schenkelhalsfraktur
SLN	Sentinel-Lymphknoten
Sono	Sonografie, Ultraschall
SPK	suprapubischer Katheter
Steri	Sterilisator, Sterilisation
sup.	superior
SWD	Scheuer-Wisch-Desinfektion
TE	Tonsilektomie
TEA	Thrombenarteriektomie
TEP	Totalendoprothese
TIP	tubularisierte indizierte Urethralplatte
TIV A	totalintravenöse Anästhesie
TMT	Tarsomarginaltransplantation
traumat.	traumatisch
Tub.	Tuberkulum
TUR	transurethrale Elektroresektion
TÜV	Technischer Überwachungsverein
TVT	Tension-free Vaginal Tape
TW	Tränenwege
UFN	unaufgebohrter Femurnagel
UHN	unaufgebohrter Humerusnagel
UK	Ureterkatheter
URS	Ureterovenoskopie
UTN	unaufgebohrter Tibiamarknagel
UTP	untere Tränenpünktchen
V (v).	Vena(e)
V.a.	Verdacht auf
v.a.	vor allem
VATS	videoassistierte Thorakoskopie
VCJK	Variante der Creuzfeldt-Jakob-Krankheit
VE	voll entsalzt
VEGF	Vascular Endothelial Grow Factor
VRE	vancomycinresistente Enterokokken
WHO	Weltgesundheitsorganisation
WS	Wirbelsäule
WSR	Wurzelspitzenresektion
Z.n.	Zustand nach
ZNA	Zentrale Notaufnahme
ZNS	zentrales Nervensystem
Z-OP	Zentral-OP
ZVD	zentraler Venendruck
ZVK	zentraler Venenkatheter

Allgemein- & Viszeralchirurgie

Gynäkologie & Urologie

Weitere Fachgebiete

Allgemein- und Viszeralchirurgie

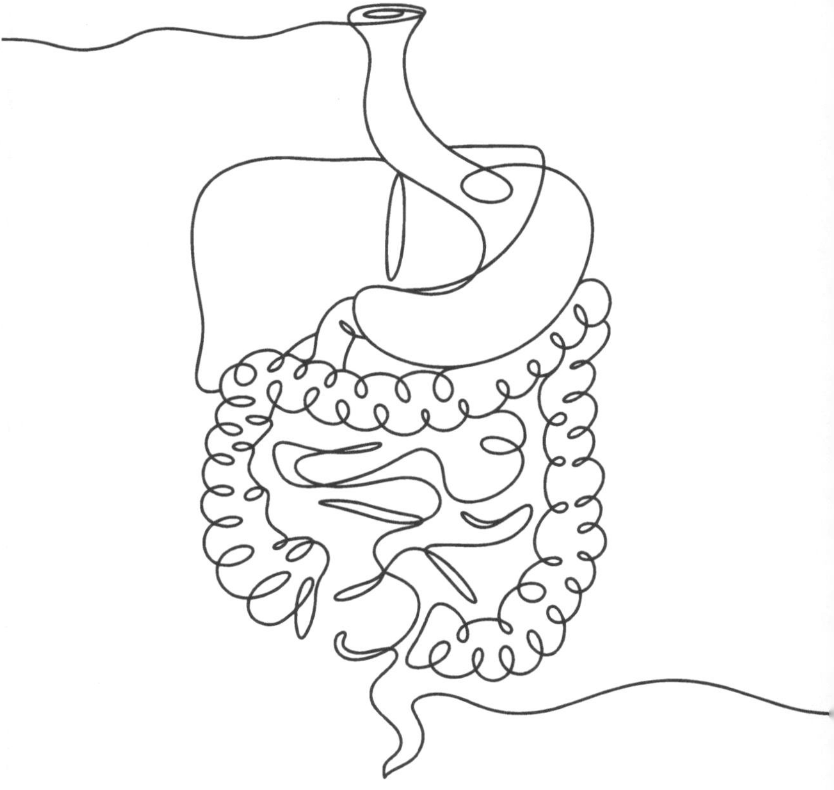

OTAblog.at
OperationsTechnische Assistenz

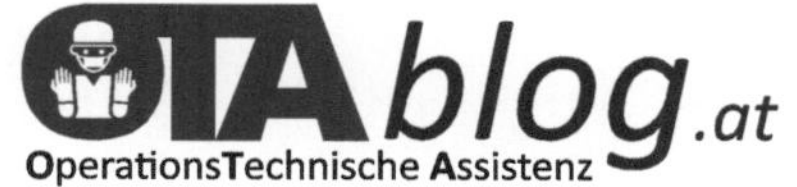

ALLGEMEIN- & VISZERALCHIRURGIE

Operationsart: ☐ offen ☐ MIC ☐ robotisch

Operation ....

INSTRUMENTARIUM & MATERIAL

Patientenlagerungsskizze

Zeichne eine Skizze der **Patientenlagerung**, notiere Dir **Besonderheiten** sowie die benötigten **Geräte**.

- -

- -

- -

- -

- -

- -

- -

- -

- -

- -

- -

OP-SAAL-SETTING

Zeichne Dir hier die **Lage des Patienten**, die **Position der Instrumentier- & Beistell-tische** und **Geräte** sowie die der **Chirurgen** ein.

5

Zeichne Dir hier eine Skizze über die **Lage der Instrumente und Siebe** ein, und/oder beschrifte diese.

INSTRUMENTIERTISCH

BEISTELLTISCH

INSTRUMENTIERTISCH

Notiere und/oder skizziere Dir hier, die für die Operation wichtigen anatomische Grundlagen, Strukturen und Besonderheiten.

7

Notiere Dir hier den Operationsablauf und erstelle Dir deinen persönlichen roten Faden für diese Operation.

ALLGEMEIN- & VISZERALCHIRURGIE

Operationsart: ☐ offen ☐ MIC ☐ robotisch

Operation

INSTRUMENTARIUM & MATERIAL

Patientenlagerungsskizze

Zeichne eine Skizze der **Patienten-lagerung**, notiere Dir **Besonderheiten** sowie die benötigten **Geräte**.

OP-SAAL-SETTING

Zeichne Dir hier die **Lage des Patienten**, die **Position der Instrumentier- & Beistell-tische** und **Geräte** sowie die der **Chirurgen** ein.

TISCHAUFBAU

Zeichne Dir hier eine Skizze über die **Lage der Instrumente und Siebe** ein, und/oder beschrifte diese.

INSTRUMENTIERTISCH

BEISTELLTISCH

Notiere und/oder skizziere Dir hier, die für die Operation wichtigen anatomische Grundlagen, Strukturen und Besonderheiten.

15

Notiere Dir hier den Operationsablauf und erstelle Dir deinen persönlichen roten Faden für diese Operation.

ALLGEMEIN- & VISZERALCHIRURGIE

Operationsart: ☐ offen ☐ MIC ☐ robotisch

Operation ....

INSTRUMENTARIUM & MATERIAL

Patientenlagerungsskizze

Zeichne eine Skizze der **Patienten-lagerung**, notiere Dir **Besonderheiten** sowie die benötigten **Geräte**.

. . . .

. . . .

. . . .

. . . .

. . . .

. . . .

. . . .

. . . .

. . . .

. . . .

. . . .

. . . .

OP-SAAL-SETTING

Zeichne Dir hier die **Lage des Patienten**, die **Position der Instrumentier- & Beistell-tische** und **Geräte** sowie die der **Chirurgen** ein.

21

Zeichne Dir hier eine Skizze über die **Lage der Instrumente und Siebe** ein, und/oder beschrifte diese.

INSTRUMENTIERTISCH

BEISTELLTISCH

INSTRUMENTIERTISCH

Notiere und/oder skizziere Dir hier, die für die Operation wichtigen anatomische Grundlagen, Strukturen und Besonderheiten.

OPERATIONSABLAUF

Notiere Dir hier den Operationsablauf und erstelle Dir deinen persönlichen roten Faden für diese Operation.

BEOBACHTUNGEN, ERKENNTNISSE & NOTIZEN

BEOBACHTUNGEN, ERKENNTNISSE & NOTIZEN

ALLGEMEIN- & VISZERALCHIRURGIE

Operationsart: ☐ offen ☐ MIC ☐ robotisch

Operation

INSTRUMENTARIUM & MATERIAL

Patientenlagerungsskizze

Zeichne eine Skizze der **Patienten-lagerung**, notiere Dir **Besonderheiten** sowie die benötigten **Geräte**.

OP-SAAL-SETTING

Zeichne Dir hier die **Lage des Patienten**, die **Position der Instrumentier- & Beistell-tische** und **Geräte** sowie die der **Chirurgen** ein.

AN

Zeichne Dir hier eine Skizze über die **Lage der Instrumente und Siebe** ein, und/oder beschrifte diese.

INSTRUMENTIERTISCH

BEISTELLTISCH

INSTRUMENTIERTISCH

Notiere und/oder skizziere Dir hier, die für die Operation wichtigen anatomische Grundlagen, Strukturen und Besonderheiten.

31

Notiere Dir hier den Operationsablauf und erstelle Dir deinen persönlichen roten Faden für diese Operation.

ALLGEMEIN- & VISZERALCHIRURGIE

Operationsart: ☐ offen ☐ MIC ☐ robotisch

Operation

INSTRUMENTARIUM & MATERIAL

Patientenlagerungsskizze

Zeichne eine Skizze der **Patienten-lagerung**, notiere Dir **Besonderheiten** sowie die benötigten **Geräte**.

- -

- -

- -

- -

- -

- -

- -

- -

- -

- -

- -

- -

OP-SAAL-SETTING

Zeichne Dir hier die **Lage des Patienten**, die **Position der Instrumentier- & Beistell-tische** und **Geräte** sowie die der **Chirurgen** ein.

AN

Zeichne Dir hier eine Skizze über die **Lage der Instrumente und Siebe** ein, und/oder beschrifte diese.

INSTRUMENTIERTISCH

BEISTELLTISCH

INSTRUMENTIERTISCH

Notiere und/oder skizziere Dir hier, die für die Operation wichtigen anatomische Grundlagen, Strukturen und Besonderheiten.

39

Notiere Dir hier den Operationsablauf und erstelle Dir deinen persönlichen roten Faden für diese Operation.

ALLGEMEIN- & VISZERALCHIRURGIE

Operationsart: ☐ offen ☐ MIC ☐ robotisch

Operation ....

INSTRUMENTARIUM & MATERIAL

PATIENTENLAGERUNG & GERÄTE

Patientenlagerungsskizze

Zeichne eine Skizze der **Patienten-lagerung**, notiere Dir **Besonderheiten** sowie die benötigten **Geräte**.

- -

- -

- -

- -

- -

- -

- -

- -

- -

- -

- -

OP-SAAL-SETTING

Zeichne Dir hier die **Lage des Patienten**, die **Position der Instrumentier- & Beistell-tische** und **Geräte** sowie die der **Chirurgen** ein.

45

Zeichne Dir hier eine Skizze über die **Lage der Instrumente und Siebe** ein, und/oder beschrifte diese.

INSTRUMENTIERTISCH

BEISTELLTISCH

Notiere und/oder skizziere Dir hier, die für die Operation wichtigen anatomische Grundlagen, Strukturen und Besonderheiten.

OPERATIONSABLAUF

Notiere Dir hier den Operationsablauf und erstelle Dir deinen persönlichen roten Faden für diese Operation.

BEOBACHTUNGEN, ERKENNTNISSE & NOTIZEN

ALLGEMEIN- & VISZERALCHIRURGIE

Operationsart: ☐ offen ☐ MIC ☐ robotisch

Operation

INSTRUMENTARIUM & MATERIAL

Patientenlagerungsskizze

Zeichne eine Skizze der **Patienten-lagerung**, notiere Dir **Besonderheiten** sowie die benötigten **Geräte**.

- -

- -

- -

- -

- -

- -

- -

- -

- -

- -

OP-SAAL-SETTING

Zeichne Dir hier die **Lage des Patienten**, die **Position der Instrumentier- & Beistell-tische** und **Geräte** sowie die der **Chirurgen** ein.

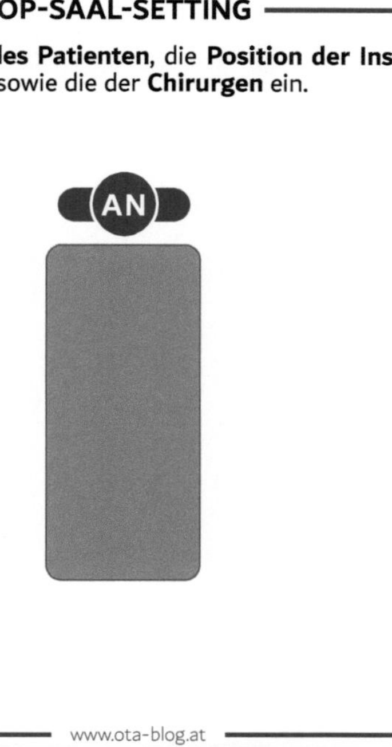

TISCHAUFBAU

Zeichne Dir hier eine Skizze über die **Lage der Instrumente und Siebe** ein, und/oder beschrifte diese.

INSTRUMENTIERTISCH

BEISTELLTISCH

Notiere und/oder skizziere Dir hier, die für die Operation wichtigen anatomische Grundlagen, Strukturen und Besonderheiten.

Notiere und/oder skizziere Dir hier, die für die Operation wichtigen anatomische Grundlagen, Strukturen und Besonderheiten.

Notiere Dir hier den Operationsablauf und erstelle Dir deinen persönlichen roten Faden für diese Operation.

ALLGEMEIN- & VISZERALCHIRURGIE

Operationsart: ☐ offen ☐ MIC ☐ robotisch

Operation . . . .

INSTRUMENTARIUM & MATERIAL

Patientenlagerungsskizze

Zeichne eine Skizze der **Patienten-lagerung**, notiere Dir **Besonderheiten** sowie die benötigten **Geräte**.

- -

- -

- -

- -

- -

- -

- -

- -

- -

- -

- -

- -

OP-SAAL-SETTING

Zeichne Dir hier die **Lage des Patienten**, die **Position der Instrumentier- & Beistell-tische** und **Geräte** sowie die der **Chirurgen** ein.

Zeichne Dir hier eine Skizze über die **Lage der Instrumente und Siebe** ein, und/oder beschrifte diese.

INSTRUMENTIERTISCH

BEISTELLTISCH

Notiere und/oder skizziere Dir hier, die für die Operation wichtigen anatomische Grundlagen, Strukturen und Besonderheiten.

Notiere Dir hier den Operationsablauf und erstelle Dir deinen persönlichen roten Faden für diese Operation.

BEOBACHTUNGEN, ERKENNTNISSE & NOTIZEN

BEOBACHTUNGEN, ERKENNTNISSE & NOTIZEN

ALLGEMEIN- & VISZERALCHIRURGIE

Operationsart: ☐ offen ☐ MIC ☐ robotisch

Operation . . . .

INSTRUMENTARIUM & MATERIAL

Patientenlagerungsskizze

Zeichne eine Skizze der **Patienten-lagerung**, notiere Dir **Besonderheiten** sowie die benötigten **Geräte**.

OP-SAAL-SETTING

Zeichne Dir hier die **Lage des Patienten**, die **Position der Instrumentier- & Beistell-tische** und **Geräte** sowie die der **Chirurgen** ein.

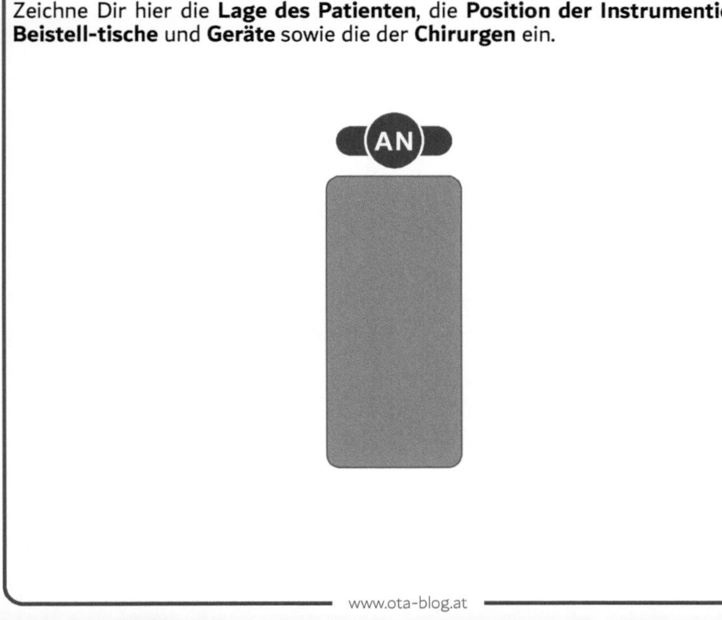

TISCHAUFBAU

Zeichne Dir hier eine Skizze über die **Lage der Instrumente und Siebe** ein, und/oder beschrifte diese.

INSTRUMENTIERTISCH

BEISTELLTISCH

Notiere und/oder skizziere Dir hier, die für die Operation wichtigen anatomische Grundlagen, Strukturen und Besonderheiten.

71

Notiere Dir hier den Operationsablauf und erstelle Dir deinen persönlichen roten Faden für diese Operation.

BEOBACHTUNGEN, ERKENNTNISSE & NOTIZEN

BEOBACHTUNGEN, ERKENNTNISSE & NOTIZEN

ALLGEMEIN- & VISZERALCHIRURGIE

Operationsart: ☐ offen ☐ MIC ☐ robotisch

Operation ....

INSTRUMENTARIUM & MATERIAL

Patientenlagerungsskizze

Zeichne eine Skizze der **Patienten-lagerung**, notiere Dir **Besonderheiten** sowie die benötigten **Geräte**.

OP-SAAL-SETTING

Zeichne Dir hier die **Lage des Patienten**, die **Position der Instrumentier- & Beistell-tische** und **Geräte** sowie die der **Chirurgen** ein.

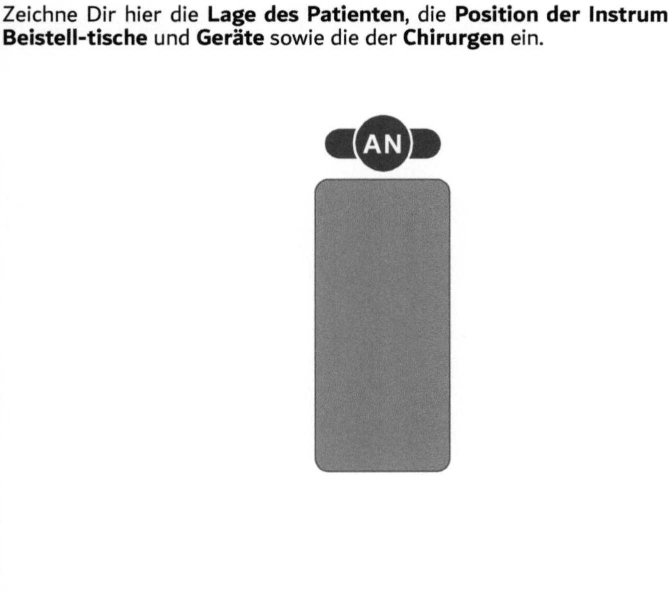

77

Zeichne Dir hier eine Skizze über die **Lage der Instrumente und Siebe** ein, und/oder beschrifte diese.

INSTRUMENTIERTISCH

BEISTELLTISCH

Notiere und/oder skizziere Dir hier, die für die Operation wichtigen anatomische Grundlagen, Strukturen und Besonderheiten.

Notiere Dir hier den Operationsablauf und erstelle Dir deinen persönlichen roten Faden für diese Operation.

BEOBACHTUNGEN, ERKENNTNISSE & NOTIZEN

BEOBACHTUNGEN, ERKENNTNISSE & NOTIZEN

BEOBACHTUNGEN, ERKENNTNISSE & NOTIZEN

Orthopädie und Unfallchirurgie

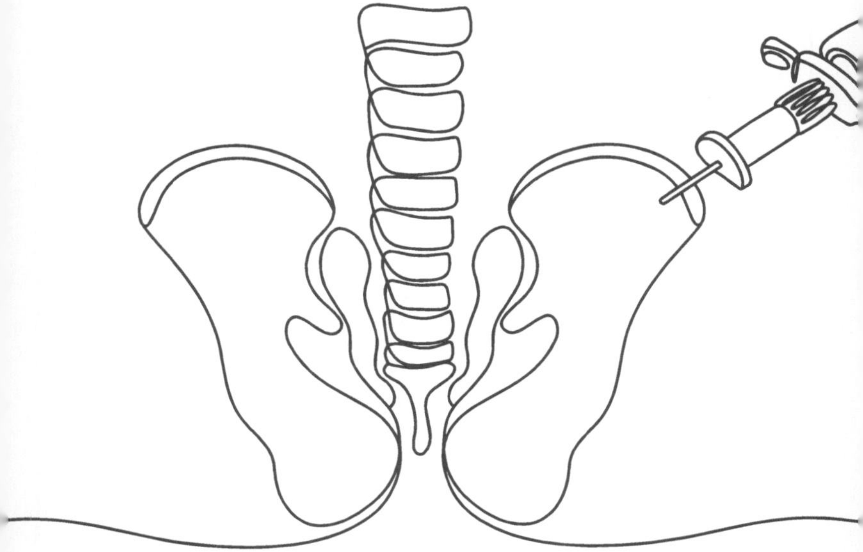

OTAblog.at
OperationsTechnische Assistenz

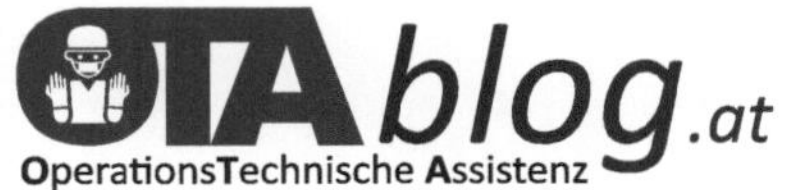

ORTHOPÄDIE & UNFALLCHIRURGIE

Operationsart: ☐ offen ☐ MIC ☐ robotisch

Operation . . . .

INSTRUMENTARIUM & MATERIAL

Patientenlagerungsskizze

Zeichne eine Skizze der **Patienten-lagerung,** notiere Dir **Besonderheiten** sowie die

. . . .

. . . .

. . . .

. . . .

. . . .

. . . .

. . . .

. . . .

. . . .

. . . .

. . . .

. . . .

OP-SAAL-SETTING

Zeichne Dir hier die **Lage des Patienten**, die **Position der Instrumentier- & Beistell-tische** und **Geräte** sowie die der **Chirurgen** ein.

Zeichne Dir hier eine Skizze über die **Lage der Instrumente und Siebe** ein, und/oder beschrifte diese.

INSTRUMENTIERTISCH

BEISTELLTTISCH

INSTRUMENTIERTISCH

Notiere und/oder skizziere Dir hier, die für die Operation wichtigen anatomische Grundlagen, Strukturen und Besonderheiten.

Notiere Dir hier den Operationsablauf und erstelle Dir deinen persönlichen roten Faden für diese Operation.

ORTHOPÄDIE & UNFALLCHIRURGIE

Operationsart: ☐ offen ☐ MIC ☐ robotisch

Operation

INSTRUMENTARIUM & MATERIAL

Patientenlagerungsskizze	Zeichne eine Skizze der **Patienten-lagerung,** notiere Dir die **Besonderheiten** sowie

· ·

· ·

· ·

· ·

· ·

· ·

· ·

· ·

· ·

· ·

· ·

OP-SAAL-SETTING

Zeichne Dir hier die **Lage des Patienten**, die **Position der Instrumentier- & Beistell-tische** und **Geräte** sowie die der **Chirurgen** ein.

Zeichne Dir hier eine Skizze über die **Lage der Instrumente und Siebe** ein, und/oder beschrifte diese.

INSTRUMENTIERTISCH

BEISTELLTISCH

INSTRUMENTIERTISCH

Notiere und/oder skizziere Dir hier, die für die Operation wichtigen anatomische Grundlagen, Strukturen und Besonderheiten.

Notiere Dir hier den Operationsablauf und erstelle Dir deinen persönlichen roten Faden für diese Operation.

ORTHOPÄDIE & UNFALLCHIRURGIE

Operationsart: ☐ offen ☐ MIC ☐ robotisch

Operation ....

INSTRUMENTARIUM & MATERIAL

Patientenlagerungsskizze

Zeichne eine Skizze der **Patienten-lagerung,** notiere Dir **Besonderheiten** sowie die

- -

- -

- -

- -

- -

- -

- -

- -

- -

- -

- -

OP-SAAL-SETTING

Zeichne Dir hier die **Lage des Patienten**, die **Position der Instrumentier- & Beistell-tische** und **Geräte** sowie die der **Chirurgen** ein.

Zeichne Dir hier eine Skizze über die **Lage der Instrumente und Siebe** ein, und/oder beschrifte diese.

INSTRUMENTIERTISCH

BEISTELLTISCH

ANATOMISCHE STRUKTUREN & BESONDERHEITEN

Notiere und/oder skizziere Dir hier, die für die Operation wichtigen anatomische Grundlagen, Strukturen und Besonderheiten.

Notiere Dir hier den Operationsablauf und erstelle Dir deinen persönlichen roten Faden für diese Operation.

ORTHOPÄDIE & UNFALLCHIRURGIE

Operationsart: ☐ offen ☐ MIC ☐ robotisch

Operation . . . .

INSTRUMENTARIUM & MATERIAL

Patientenlagerungsskizze

Zeichne eine Skizze der **Patienten-lagerung**, notiere Dir **Besonderheiten** sowie die

. . . .

. . . .

. . . .

. . . .

. . . .

. . . .

. . . .

. . . .

. . . .

. . . .

. . . .

OP-SAAL-SETTING

Zeichne Dir hier die **Lage des Patienten**, die **Position der Instrumentier- & Beistell-tische** und **Geräte** sowie die der **Chirurgen** ein.

111

Zeichne Dir hier eine Skizze über die **Lage der Instrumente und Siebe** ein, und/oder beschrifte diese.

INSTRUMENTIERTISCH

BEISTELLTISCH

Notiere und/oder skizziere Dir hier, die für die Operation wichtigen anatomische Grundlagen, Strukturen und Besonderheiten.

Notiere Dir hier den Operationsablauf und erstelle Dir deinen persönlichen roten Faden für diese Operation.

BEOBACHTUNGEN, ERKENNTNISSE & NOTIZEN

ORTHOPÄDIE & UNFALLCHIRURGIE

Operationsart: ☐ offen ☐ MIC ☐ robotisch

Operation

INSTRUMENTARIUM & MATERIAL

Patientenlagerungsskizze

Zeichne eine Skizze der **Patienten-lagerung,** notiere Dir **Besonderheiten** sowie die

- -

- -

- -

- -

- -

- -

- -

- -

- -

- -

- -

OP-SAAL-SETTING

Zeichne Dir hier die **Lage des Patienten**, die **Position der Instrumentier- & Beistell-tische** und **Geräte** sowie die der **Chirurgen** ein.

119

Zeichne Dir hier eine Skizze über die **Lage der Instrumente und Siebe** ein, und/oder beschrifte diese.

INSTRUMENTIERTISCH

BEISTELLTISCH

Notiere und/oder skizziere Dir hier, die für die Operation wichtigen anatomische Grundlagen, Strukturen und Besonderheiten.

Notiere Dir hier den Operationsablauf und erstelle Dir deinen persönlichen roten Faden für diese Operation.

BEOBACHTUNGEN, ERKENNTNISSE & NOTIZEN

ORTHOPÄDIE & UNFALLCHIRURGIE

Operationsart: ☐ offen ☐ MIC ☐ robotisch

Operation ....

INSTRUMENTARIUM & MATERIAL

Patientenlagerungsskizze

Zeichne eine Skizze der **Patientenlagerung,** notiere Dir die **Besonderheiten** sowie die

- -

- -

- -

- -

- -

- -

- -

- -

- -

- -

- -

- -

OP-SAAL-SETTING

Zeichne Dir hier die **Lage des Patienten**, die **Position der Instrumentier- & Beistell-tische** und **Geräte** sowie die der **Chirurgen** ein.

Zeichne Dir hier eine Skizze über die **Lage der Instrumente und Siebe** ein, und/oder beschrifte diese.

INSTRUMENTIERTISCH

BEISTELLTISCH

Notiere und/oder skizziere Dir hier, die für die Operation wichtigen anatomische Grundlagen, Strukturen und Besonderheiten.

129

Notiere Dir hier den Operationsablauf und erstelle Dir deinen persönlichen roten Faden für diese Operation.

ORTHOPÄDIE & UNFALLCHIRURGIE

Operationsart: ☐ offen ☐ MIC ☐ robotisch

Operation

INSTRUMENTARIUM & MATERIAL

Patientenlagerungsskizze

Zeichne eine Skizze der **Patienten-lagerung,** notiere Dir sowie die **Besonderheiten** sowie die

- -

- -

- -

- -

- -

- -

- -

- -

- -

- -

- -

- -

OP-SAAL-SETTING

Zeichne Dir hier die **Lage des Patienten**, die **Position der Instrumentier- & Beistell-tische** und **Geräte** sowie die der **Chirurgen** ein.

Zeichne Dir hier eine Skizze über die **Lage der Instrumente und Siebe** ein, und/oder beschrifte diese.

INSTRUMENTIERTISCH

BEISTELLTISCH

Notiere und/oder skizziere Dir hier, die für die Operation wichtigen anatomische Grundlagen, Strukturen und Besonderheiten.

OPERATIONSABLAUF

Notiere Dir hier den Operationsablauf und erstelle Dir deinen persönlichen roten Faden für diese Operation.

BEOBACHTUNGEN, ERKENNTNISSE & NOTIZEN

ORTHOPÄDIE & UNFALLCHIRURGIE

Operationsart: ☐ offen ☐ MIC ☐ robotisch

Operation

INSTRUMENTARIUM & MATERIAL

PATIENTENLAGERUNG & GERÄTE

Patientenlagerungsskizze

Zeichne eine Skizze der **Patienten-lagerung,** notiere Dir **Besonderheiten** sowie die

OP-SAAL-SETTING

Zeichne Dir hier die **Lage des Patienten**, die **Position der Instrumentier- & Beistell-tische** und **Geräte** sowie die der **Chirurgen** ein.

143

Zeichne Dir hier eine Skizze über die **Lage der Instrumente und Siebe** ein, und/oder beschrifte diese.

INSTRUMENTIERTISCH

BEISTELLTLTISCH

Notiere und/oder skizziere Dir hier, die für die Operation wichtigen anatomische Grundlagen, Strukturen und Besonderheiten.

Notiere Dir hier den Operationsablauf und erstelle Dir deinen persönlichen roten Faden für diese Operation.

ORTHOPÄDIE & UNFALLCHIRURGIE

Operationsart: ☐ offen ☐ MIC ☐ robotisch

Operation

INSTRUMENTARIUM & MATERIAL

Patientenlagerungsskizze

Zeichne eine Skizze der **Patienten-lagerung,** notiere Dir **Besonderheiten** sowie die

- -

- -

- -

- -

- -

- -

- -

- -

- -

- -

- -

OP-SAAL-SETTING

Zeichne Dir hier die **Lage des Patienten**, die **Position der Instrumentier- & Beistell-tische** und **Geräte** sowie die der **Chirurgen** ein.

151

Zeichne Dir hier eine Skizze über die **Lage der Instrumente und Siebe** ein, und/oder beschrifte diese.

INSTRUMENTIERTISCH

BEISTELLTISCH

Notiere und/oder skizziere Dir hier, die für die Operation wichtigen anatomische Grundlagen, Strukturen und Besonderheiten.

OPERATIONSABLAUF

Notiere Dir hier den Operationsablauf und erstelle Dir deinen persönlichen roten Faden für diese Operation.

ORTHOPÄDIE & UNFALLCHIRURGIE

Operationsart: ☐ offen ☐ MIC ☐ robotisch

Operation

INSTRUMENTARIUM & MATERIAL

| Patientenlagerungsskizze | Zeichne eine Skizze der **Patienten-lagerung,** notiere Dir **Besonderheiten** sowie die |

. . . .

. . . .

. . . .

. . . .

. . . .

. . . .

. . . .

. . . .

. . . .

. . . .

. . . .

. . . .

OP-SAAL-SETTING

Zeichne Dir hier die **Lage des Patienten**, die **Position der Instrumentier- & Beistell-tische** und **Geräte** sowie die der **Chirurgen** ein.

Zeichne Dir hier eine Skizze über die **Lage der Instrumente und Siebe** ein, und/oder beschrifte diese.

INSTRUMENTIERTISCH

BEISTELLTISCH

Notiere und/oder skizziere Dir hier, die für die Operation wichtigen anatomische Grundlagen, Strukturen und Besonderheiten.

Notiere Dir hier den Operationsablauf und erstelle Dir deinen persönlichen roten Faden für diese Operation.

BEOBACHTUNGEN, ERKENNTNISSE & NOTIZEN

Gynäkologie & Urologie

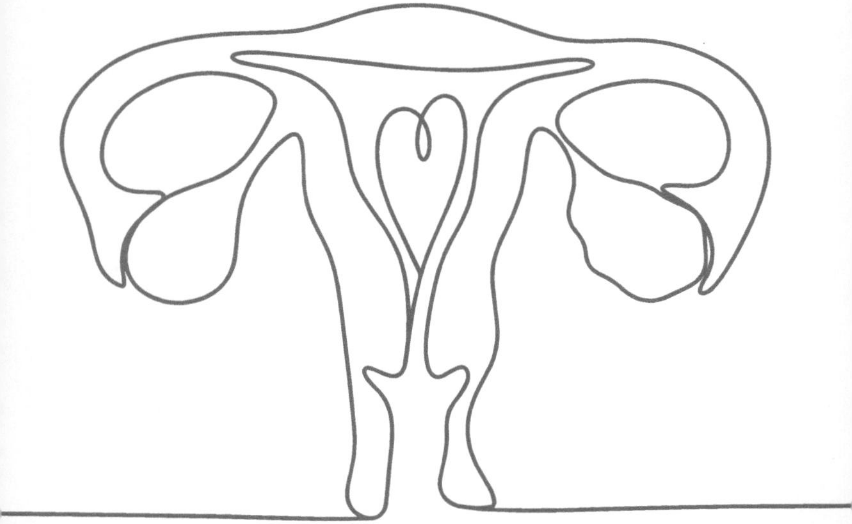

OTAblog.at
OperationsTechnische Assistenz

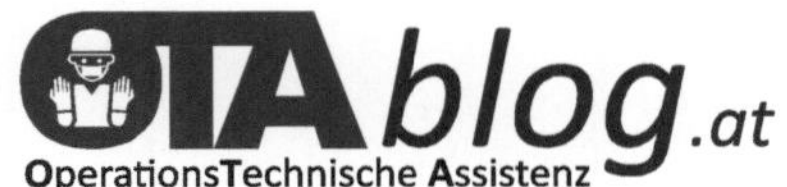

GYNÄKOLOGIE & UROLOGIE

Operationsart: ☐ offen ☐ MIC ☐ robotisch

Operation ....

INSTRUMENTARIUM & MATERIAL

Patientenlagerungsskizze

Zeichne eine Skizze der **Patienten-lagerung,** notiere Dir **Besonderheiten** sowie die

. . . .

. . . .

. . . .

. . . .

. . . .

. . . .

. . . .

. . . .

. . . .

. . . .

. . . .

. . . .

OP-SAAL-SETTING

Zeichne Dir hier die **Lage des Patienten,** die **Position der Instrumentier- & Beistell-tische** und **Geräte** sowie die der **Chirurgen** ein.

Zeichne Dir hier eine Skizze über die **Lage der Instrumente und Siebe** ein, und/oder beschrifte diese.

INSTRUMENTIERTISCH

BEISTELLTISCH

Notiere und/oder skizziere Dir hier, die für die Operation wichtigen anatomische Grundlagen, Strukturen und Besonderheiten.

171

Notiere Dir hier den Operationsablauf und erstelle Dir deinen persönlichen roten Faden für diese Operation.

BEOBACHTUNGEN, ERKENNTNISSE & NOTIZEN

GYNÄKOLOGIE & UROLOGIE

Operationsart: ☐ offen ☐ MIC ☐ robotisch

Operation ....

INSTRUMENTARIUM & MATERIAL

Patientenlagerungsskizze

Zeichne eine Skizze der **Patienten-lagerung,** notiere Dir **Besonderheiten** sowie die

OP-SAAL-SETTING

Zeichne Dir hier die **Lage des Patienten**, die **Position der Instrumentier- & Beistell-tische** und **Geräte** sowie die der **Chirurgen** ein.

177

Zeichne Dir hier eine Skizze über die **Lage der Instrumente und Siebe** ein, und/oder beschrifte diese.

INSTRUMENTIERTISCH

BEISTELLTISCH

Notiere und/oder skizziere Dir hier, die für die Operation wichtigen anatomische Grundlagen, Strukturen und Besonderheiten.

179

Notiere Dir hier den Operationsablauf und erstelle Dir deinen persönlichen roten Faden für diese Operation.

BEOBACHTUNGEN, ERKENNTNISSE & NOTIZEN

GYNÄKOLOGIE & UROLOGIE

Operationsart: ☐ offen ☐ MIC ☐ robotisch

Operation . . . .

INSTRUMENTARIUM & MATERIAL

Patientenlagerungsskizze

Zeichne eine Skizze der **Patienten-lagerung,** notiere Dir **Besonderheiten** sowie die

- -

- -

- -

- -

- -

- -

- -

- -

- -

- -

- -

- -

OP-SAAL-SETTING

Zeichne Dir hier die **Lage des Patienten**, die **Position der Instrumentier- & Beistell-tische** und **Geräte** sowie die der **Chirurgen** ein.

Zeichne Dir hier eine Skizze über die **Lage der Instrumente und Siebe** ein, und/oder beschrifte diese.

INSTRUMENTIERTISCH

BEISTELLTISCH

ANATOMISCHE STRUKTUREN & BESONDERHEITEN

Notiere und/oder skizziere Dir hier, die für die Operation wichtigen anatomische Grundlagen, Strukturen und Besonderheiten.

OPERATIONSABLAUF

Notiere Dir hier den Operationsablauf und erstelle Dir deinen persönlichen roten Faden für diese Operation.

BEOBACHTUNGEN, ERKENNTNISSE & NOTIZEN

BEOBACHTUNGEN, ERKENNTNISSE & NOTIZEN

GYNÄKOLOGIE & UROLOGIE

Operationsart: ☐ offen ☐ MIC ☐ robotisch

Operation ....

INSTRUMENTARIUM & MATERIAL

Patientenlagerungsskizze

Zeiche eine Skizze der **Patienten-lagerung**, notiere Dir **Besonderheiten** sowie die

- -

- -

- -

- -

- -

- -

- -

- -

- -

- -

- -

OP-SAAL-SETTING

Zeichne Dir hier die **Lage des Patienten**, die **Position der Instrumentier- & Beistell-tische** und **Geräte** sowie die der **Chirurgen** ein.

193

Zeichne Dir hier eine Skizze über die **Lage der Instrumente und Siebe** ein, und/oder beschrifte diese.

INSTRUMENTIERTISCH

BEISTELLTISCH

Notiere und/oder skizziere Dir hier, die für die Operation wichtigen anatomische Grundlagen, Strukturen und Besonderheiten.

Notiere Dir hier den Operationsablauf und erstelle Dir deinen persönlichen roten Faden für diese Operation.

GYNÄKOLOGIE & UROLOGIE

Operationsart: ☐ offen ☐ MIC ☐ robotisch

Operation . . . .

INSTRUMENTARIUM & MATERIAL

Patientenlagerungsskizze

Zeichne eine Skizze der **Patienten-lagerung,** notiere Dir **Besonderheiten** sowie die

- -

- -

- -

- -

- -

- -

- -

- -

- -

- -

- -

OP-SAAL-SETTING

Zeichne Dir hier die **Lage des Patienten,** die **Position der Instrumentier- & Beistell-tische** und **Geräte** sowie die der **Chirurgen** ein.

TISCHAUFBAU

Zeichne Dir hier eine Skizze über die **Lage der Instrumente und Siebe** ein, und/oder beschrifte diese.

INSTRUMENTIERTISCH

BEISTELLTISCH

Notiere und/oder skizziere Dir hier, die für die Operation wichtigen anatomische Grundlagen, Strukturen und Besonderheiten.

OPERATIONSABLAUF

Notiere Dir hier den Operationsablauf und erstelle Dir deinen persönlichen roten Faden für diese Operation.

GYNÄKOLOGIE & UROLOGIE

Operationsart: ☐ offen ☐ MIC ☐ robotisch

Operation ....

INSTRUMENTARIUM & MATERIAL

Patientenlagerungsskizze

Zeichne eine Skizze der **Patienten-lagerung,** notiere Dir **Besonderheiten** sowie die

- -

- -

- -

- -

- -

- -

- -

- -

- -

- -

- -

OP-SAAL-SETTING

Zeichne Dir hier die **Lage des Patienten,** die **Position der Instrumentier- & Beistell-tische** und **Geräte** sowie die der **Chirurgen** ein.

209

Zeichne Dir hier eine Skizze über die **Lage der Instrumente und Siebe** ein, und/oder beschrifte diese.

INSTRUMENTIERTISCH

BEISTELLTISCH

Notiere und/oder skizziere Dir hier, die für die Operation wichtigen anatomische Grundlagen, Strukturen und Besonderheiten.

OPERATIONSABLAUF

Notiere Dir hier den Operationsablauf und erstelle Dir deinen persönlichen roten Faden für diese Operation.

GYNÄKOLOGIE & UROLOGIE

Operationsart: ☐ offen ☐ MIC ☐ robotisch

Operation ....

INSTRUMENTARIUM & MATERIAL

Patientenlagerungsskizze

Zeichne eine Skizze der **Patienten-lagerung,** notiere Dir die **Besonderheiten** sowie die

. . . .

. . . .

. . . .

. . . .

. . . .

. . . .

. . . .

. . . .

. . . .

. . . .

. . . .

. . . .

OP-SAAL-SETTING

Zeichne Dir hier die **Lage des Patienten,** die **Position der Instrumentier- & Beistell-tische** und **Geräte** sowie die der **Chirurgen** ein.

217

Zeichne Dir hier eine Skizze über die **Lage der Instrumente und Siebe** ein, und/oder beschrifte diese.

INSTRUMENTIERTISCH

BEISTELLTISCH

ANATOMISCHE STRUKTUREN & BESONDERHEITEN

Notiere und/oder skizziere Dir hier, die für die Operation wichtigen anatomische Grundlagen, Strukturen und Besonderheiten.

Notiere Dir hier den Operationsablauf und erstelle Dir deinen persönlichen roten Faden für diese Operation.

GYNÄKOLOGIE & UROLOGIE

Operationsart: ☐ offen ☐ MIC ☐ robotisch

Operation ....

INSTRUMENTARIUM & MATERIAL

Patientenlagerungsskizze

Zeichne eine Skizze der **Patienten-lagerung,** notiere Dir **Besonderheiten** sowie die

. . . .

. . . .

. . . .

. . . .

. . . .

. . . .

. . . .

. . . .

. . . .

. . . .

. . . .

. . . .

OP-SAAL-SETTING

Zeichne Dir hier die **Lage des Patienten,** die **Position der Instrumentier- & Beistell-tische** und **Geräte** sowie die der **Chirurgen** ein.

Zeichne Dir hier eine Skizze über die **Lage der Instrumente und Siebe** ein, und/oder beschrifte diese.

INSTRUMENTIERTISCH

BEISTELLTISCH

Notiere und/oder skizziere Dir hier, die für die Operation wichtigen anatomische Grundlagen, Strukturen und Besonderheiten.

OPERATIONSABLAUF

Notiere Dir hier den Operationsablauf und erstelle Dir deinen persönlichen roten Faden für diese Operation.

GYNÄKOLOGIE & UROLOGIE

Operationsart: ☐ offen ☐ MIC ☐ robotisch

Operation ....

INSTRUMENTARIUM & MATERIAL

PATIENTENLAGERUNG & GERÄTE

Patientenlagerungsskizze

Zeichne eine Skizze der **Patienten-lagerung**, notiere Dir die **Besonderheiten** sowie die

- -

- -

- -

- -

- -

- -

- -

- -

- -

- -

- -

- -

OP-SAAL-SETTING

Zeichne Dir hier die **Lage des Patienten**, die **Position der Instrumentier- & Beistell-tische** und **Geräte** sowie die der **Chirurgen** ein.

233

Zeichne Dir hier eine Skizze über die **Lage der Instrumente und Siebe** ein, und/oder beschrifte diese.

INSTRUMENTIERTISCH

BEISTELLTISCH

Notiere und/oder skizziere Dir hier, die für die Operation wichtigen anatomische Grundlagen, Strukturen und Besonderheiten.

Notiere Dir hier den Operationsablauf und erstelle Dir deinen persönlichen roten Faden für diese Operation.

GYNÄKOLOGIE & UROLOGIE

Operationsart: ☐ offen ☐ MIC ☐ robotisch

Operation ....

INSTRUMENTARIUM & MATERIAL

Patientenlagerungsskizze

Zeichne eine Skizze der **Patienten-lagerung,** notiere Dir **Besonderheiten** sowie die

- -

- -

- -

- -

- -

- -

- -

- -

- -

- -

- -

- -

OP-SAAL-SETTING

Zeichne Dir hier die **Lage des Patienten,** die **Position der Instrumentier- & Beistell-tische** und **Geräte** sowie die der **Chirurgen** ein.

TISCHAUFBAU

Zeichne Dir hier eine Skizze über die **Lage der Instrumente und Siebe** ein, und/oder beschrifte diese.

INSTRUMENTIERTISCH

BEISTELLTISCH

Notiere und/oder skizziere Dir hier, die für die Operation wichtigen anatomische Grundlagen, Strukturen und Besonderheiten.

Notiere Dir hier den Operationsablauf und erstelle Dir deinen persönlichen roten Faden für diese Operation.

Weitere Fachgebiete

OTAblog.at
OperationsTechnische Assistenz

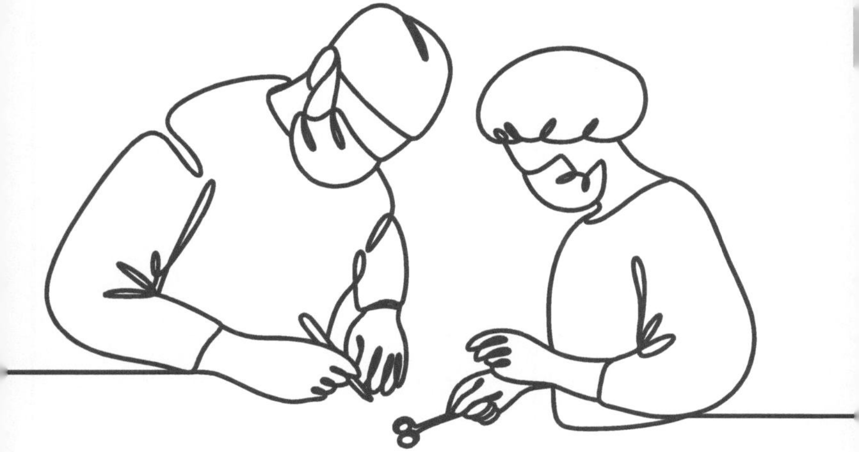

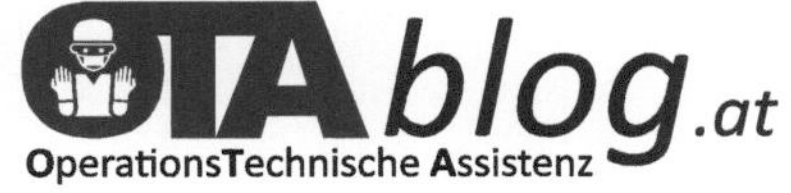

WEITERE FACHGEBIETE

Operationsart: ☐ offen ☐ MIC ☐ robotisch

Operation ....

INSTRUMENTARIUM & MATERIAL

Patientenlagerungsskizze

Zeichne eine Skizze der **Patienten-lagerung**, notiere Dir **Besonderheiten** sowie die benötigten **Geräte**.

- -

- -

- -

- -

- -

- -

- -

- -

- -

- -

- -

- -

OP-SAAL-SETTING

Zeichne Dir hier die **Lage des Patienten**, die **Position der Instrumentier- & Beistell-tische** und **Geräte** sowie die der **Chirurgen** ein.

AN

251

Zeichne Dir hier eine Skizze über die **Lage der Instrumente und Siebe** ein, und/oder beschrifte diese.

INSTRUMENTIERTISCH

BEISTELLTISCH

Notiere und/oder skizziere Dir hier, die für die Operation wichtigen anatomische Grundlagen, Strukturen und Besonderheiten.

Notiere Dir hier den Operationsablauf und erstelle Dir deinen persönlichen roten Faden für diese Operation.

BEOBACHTUNGEN, ERKENNTNISSE & NOTIZEN

WEITERE FACHGEBIETE

Operationsart: ☐ offen ☐ MIC ☐ robotisch

Operation ....

INSTRUMENTARIUM & MATERIAL

Patientenlagerungsskizze

Zeichne eine Skizze der **Patienten-lagerung**, notiere Dir **Besonderheiten** sowie die benötigten **Geräte**.

- -

- -

- -

- -

- -

- -

- -

- -

- -

- -

- -

OP-SAAL-SETTING

Zeichne Dir hier die **Lage des Patienten**, die **Position der Instrumentier- & Beistell-tische** und **Geräte** sowie die der **Chirurgen** ein.

259

Zeichne Dir hier eine Skizze über die **Lage der Instrumente und Siebe** ein, und/oder beschrifte diese.

INSTRUMENTIERTISCH

BEISTELLTISCH

INSTRUMENTIERTISCH

Notiere und/oder skizziere Dir hier, die für die Operation wichtigen anatomische Grundlagen, Strukturen und Besonderheiten.

Notiere Dir hier den Operationsablauf und erstelle Dir deinen persönlichen roten Faden für diese Operation.

BEOBACHTUNGEN, ERKENNTNISSE & NOTIZEN

WEITERE FACHGEBIETE

Operationsart: ☐ offen ☐ MIC ☐ robotisch

Operation ....

INSTRUMENTARIUM & MATERIAL

Patientenlagerungsskizze

Zeichne eine Skizze der **Patienten-lagerung**, notiere Dir **Besonderheiten** sowie die benötigten **Geräte**.

- -

- -

- -

- -

- -

- -

- -

- -

- -

- -

- -

OP-SAAL-SETTING

Zeichne Dir hier die **Lage des Patienten**, die **Position der Instrumentier- & Beistell-tische** und **Geräte** sowie die der **Chirurgen** ein.

Zeichne Dir hier eine Skizze über die **Lage der Instrumente und Siebe** ein, und/oder beschrifte diese.

INSTRUMENTIERTISCH

BEISTELLTISCH

Notiere und/oder skizziere Dir hier, die für die Operation wichtigen anatomische Grundlagen, Strukturen und Besonderheiten.

Notiere Dir hier den Operationsablauf und erstelle Dir deinen persönlichen roten Faden für diese Operation.

WEITERE FACHGEBIETE

Operationsart: ☐ offen ☐ MIC ☐ robotisch

Operation ....

INSTRUMENTARIUM & MATERIAL

Patientenlagerungsskizze

Zeichne eine Skizze der **Patienten-
lagerung**, notiere Dir **Besonderheiten**
sowie die benötigten **Geräte**.

OP-SAAL-SETTING

Zeichne Dir hier die **Lage des Patienten**, die **Position der Instrumentier- & Beistell-
tische** und **Geräte** sowie die der **Chirurgen** ein.

Zeichne Dir hier eine Skizze über die **Lage der Instrumente und Siebe** ein, und/oder beschrifte diese.

INSTRUMENTIERTISCH

BEISTELLTISCH

ANATOMISCHE STRUKTUREN & BESONDERHEITEN

Notiere und/oder skizziere Dir hier, die für die Operation wichtigen anatomische Grundlagen, Strukturen und Besonderheiten.

277

Notiere Dir hier den Operationsablauf und erstelle Dir deinen persönlichen roten Faden für diese Operation.

BEOBACHTUNGEN, ERKENNTNISSE & NOTIZEN

WEITERE FACHGEBIETE

Operationsart: ☐ offen ☐ MIC ☐ robotisch

Operation

INSTRUMENTARIUM & MATERIAL

Patientenlagerungsskizze

Zeichne eine Skizze der **Patienten-lagerung**, notiere Dir **Besonderheiten** sowie die benötigten **Geräte**.

- -

- -

- -

- -

- -

- -

- -

- -

- -

- -

- -

OP-SAAL-SETTING

Zeichne Dir hier die **Lage des Patienten**, die **Position der Instrumentier- & Beistell-tische** und **Geräte** sowie die der **Chirurgen** ein.

TISCHAUFBAU

Zeichne Dir hier eine Skizze über die **Lage der Instrumente und Siebe** ein, und/oder beschrifte diese.

INSTRUMENTIERTISCH

BEISTELLTISCH

Notiere und/oder skizziere Dir hier, die für die Operation wichtigen anatomische Grundlagen, Strukturen und Besonderheiten.

Notiere Dir hier den Operationsablauf und erstelle Dir deinen persönlichen roten Faden für diese Operation.

WEITERE FACHGEBIETE

Operationsart: ☐ offen ☐ MIC ☐ robotisch

Operation . . . .

INSTRUMENTARIUM & MATERIAL

Patientenlagerungsskizze

Zeichne eine Skizze der **Patientenlagerung**, notiere Dir **Besonderheiten** sowie die benötigten **Geräte**.

- -

- -

- -

- -

- -

- -

- -

- -

- -

- -

- -

OP-SAAL-SETTING

Zeichne Dir hier die **Lage des Patienten**, die **Position der Instrumentier- & Beistelltische** und **Geräte** sowie die der **Chirurgen** ein.

Zeichne Dir hier eine Skizze über die **Lage der Instrumente und Siebe** ein, und/oder beschrifte diese.

INSTRUMENTIERTISCH

BEISTELLTISCH

Notiere und/oder skizziere Dir hier, die für die Operation wichtigen anatomische Grundlagen, Strukturen und Besonderheiten.

OPERATIONSABLAUF

Notiere Dir hier den Operationsablauf und erstelle Dir deinen persönlichen roten Faden für diese Operation.

WEITERE FACHGEBIETE

Operationsart: ☐ offen ☐ MIC ☐ robotisch

Operation ....

INSTRUMENTARIUM & MATERIAL

Patientenlagerungsskizze

Zeichne eine Skizze der **Patienten-lagerung**, notiere Dir **Besonderheiten** sowie die benötigten **Geräte**.

- -

- -

- -

- -

- -

- -

- -

- -

- -

- -

- -

OP-SAAL-SETTING

Zeichne Dir hier die **Lage des Patienten**, die **Position der Instrumentier- & Beistell-tische** und **Geräte** sowie die der **Chirurgen** ein.

TISCHAUFBAU

Zeichne Dir hier eine Skizze über die **Lage der Instrumente und Siebe** ein, und/oder beschrifte diese.

INSTRUMENTIERTISCH

BEISTELLTISCH

Notiere und/oder skizziere Dir hier, die für die Operation wichtigen anatomische Grundlagen, Strukturen und Besonderheiten.

Notiere Dir hier den Operationsablauf und erstelle Dir deinen persönlichen roten Faden für diese Operation.

BEOBACHTUNGEN, ERKENNTNISSE & NOTIZEN

WEITERE FACHGEBIETE

Operationsart: ☐ offen ☐ MIC ☐ robotisch

Operation . . . .

INSTRUMENTARIUM & MATERIAL

Patientenlagerungsskizze

Zeichne eine Skizze der **Patientenlagerung**, notiere Dir **Besonderheiten** sowie die benötigten **Geräte**.

OP-SAAL-SETTING

Zeichne Dir hier die **Lage des Patienten**, die **Position der Instrumentier- & Beistelltische** und **Geräte** sowie die der **Chirurgen** ein.

Zeichne Dir hier eine Skizze über die **Lage der Instrumente und Siebe** ein, und/oder beschrifte diese.

INSTRUMENTIERTISCH

BEISTELLTISCH

Notiere und/oder skizziere Dir hier, die für die Operation wichtigen anatomische Grundlagen, Strukturen und Besonderheiten.

309

Notiere Dir hier den Operationsablauf und erstelle Dir deinen persönlichen roten Faden für diese Operation.

WEITERE FACHGEBIETE

Operationsart: ☐ offen ☐ MIC ☐ robotisch

Operation . . . .

INSTRUMENTARIUM & MATERIAL

Patientenlagerungsskizze

Zeichne eine Skizze der **Patienten-lagerung**, notiere Dir **Besonderheiten** sowie die benötigten **Geräte**.

OP-SAAL-SETTING

Zeichne Dir hier die **Lage des Patienten**, die **Position der Instrumentier- & Beistell-tische** und **Geräte** sowie die der **Chirurgen** ein.

315

Zeichne Dir hier eine Skizze über die **Lage der Instrumente und Siebe** ein, und/oder beschrifte diese.

INSTRUMENTIERTISCH

BEISTELLTISCH

Notiere und/oder skizziere Dir hier, die für die Operation wichtigen anatomische Grundlagen, Strukturen und Besonderheiten.

Notiere Dir hier den Operationsablauf und erstelle Dir deinen persönlichen roten Faden für diese Operation.

WEITERE FACHGEBIETE

Operationsart: ☐ offen   ☐ MIC   ☐ robotisch

Operation ......

INSTRUMENTARIUM & MATERIAL

Patientenlagerungsskizze

Zeichne eine Skizze der **Patienten-lagerung**, notiere Dir **Besonderheiten** sowie die benötigten **Geräte**.

OP-SAAL-SETTING

Zeichne Dir hier die **Lage des Patienten**, die **Position der Instrumentier- & Beistell-tische** und **Geräte** sowie die der **Chirurgen** ein.

TISCHAUFBAU

Zeichne Dir hier eine Skizze über die **Lage der Instrumente und Siebe** ein, und/oder beschrifte diese.

INSTRUMENTIERTISCH

BEISTELLTISCH

Notiere und/oder skizziere Dir hier, die für die Operation wichtigen anatomische Grundlagen, Strukturen und Besonderheiten.

Notiere Dir hier den Operationsablauf und erstelle Dir deinen persönlichen roten Faden für diese Operation.

BEOBACHTUNGEN, ERKENNTNISSE & NOTIZEN

Weitere wichtige Notizen

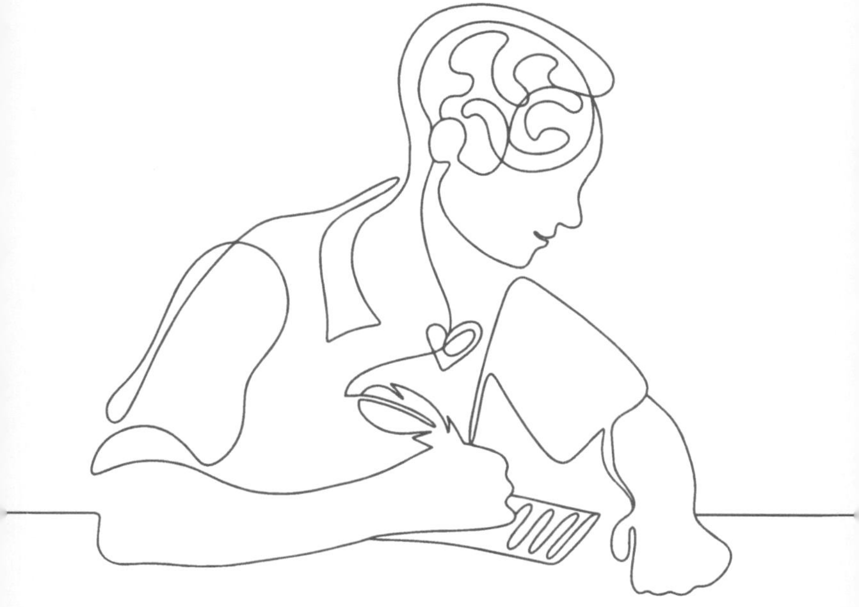

OTAblog.at
OperationsTechnische Assistenz

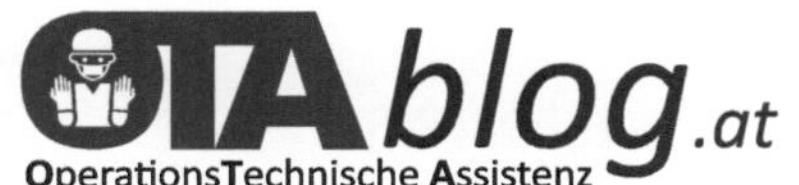

WEITERE WICHTIGE NOTIZEN

WEITERE WICHTIGE NOTIZEN